BEI GRIN MACHT SICH IHR WISSEN BEZAHLT

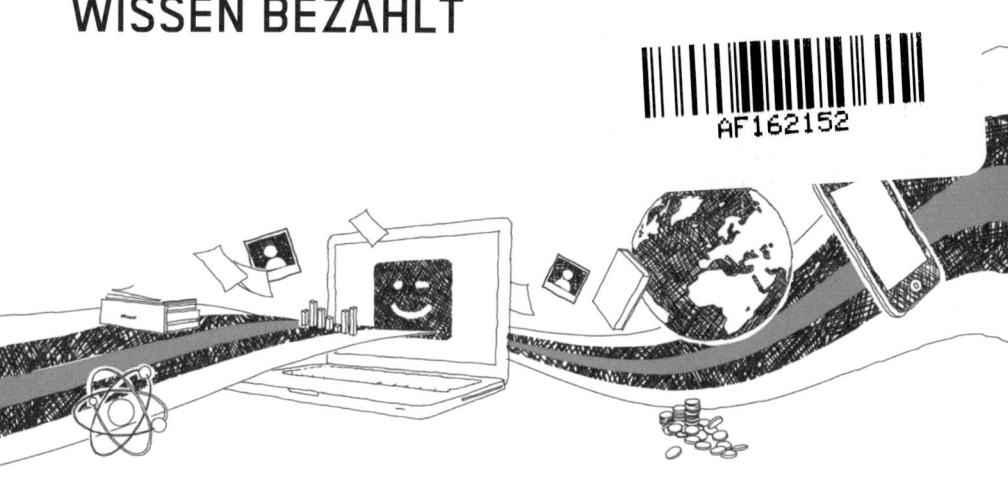

- Wir veröffentlichen Ihre Hausarbeit, Bachelor- und Masterarbeit
- Ihr eigenes eBook und Buch - weltweit in allen wichtigen Shops
- Verdienen Sie an jedem Verkauf

Jetzt bei www.GRIN.com hochladen und kostenlos publizieren

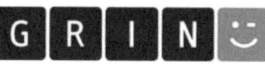

Geschäftsmodell einer veganen Ernährungsberatung

Olaf Korn

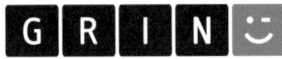

Bibliografische Information der Deutschen Nationalbibliothek:

Die Deutsche Nationalbibliothek verzeichnet diese Publikation in der Deutschen Nationalbibliografie; detaillierte bibliografische Daten sind im Internet über http://dnb.d-nb.de abrufbar.

ISBN: 9783389043523
Dieses Buch ist auch als E-Book erhältlich.

© GRIN Publishing GmbH
Trappentreustraße 1
80339 München

Alle Rechte vorbehalten

Druck und Bindung: Books on Demand GmbH, Norderstedt Germany
Gedruckt auf säurefreiem Papier aus verantwortungsvollen Quellen

Das vorliegende Werk wurde sorgfältig erarbeitet. Dennoch übernehmen Autoren und Verlag für die Richtigkeit von Angaben, Hinweisen, Links und Ratschlägen sowie eventuelle Druckfehler keine Haftung.

Das Buch bei GRIN: https://www.grin.com/document/1484032

Academy of Sports

Abschlussarbeit – Thema Vertiefende Ernährungsberatung (Ernährungskonzept)

Ernährungsberater A Lizenz

Korn, Olaf

Datum 11.09.2023

Inhaltsverzeichnis

1. Geschäftsmodell „Vegane Ernährungsberatung" 1
2. Rechtliche Möglichkeiten 3
3. Konkurrenzanalyse 4
4. Preisgestaltung 5
5. Fiktive Beratung von Frau Müller 7
6. Qualitätssicherung und Maßnahmen 11
7. Checklisten und Dokumente 14
8. Literaturverzeichnis 15
9. Abbildungsverzeichnis 15
10. Erklärung 16

1. Geschäftsmodell „Vegane Ernährungsberatung"

In dem von mir geplanten Geschäftsmodell „vegane Ernährungsberatung" werde ich im Folgenden erläutern, welchen Vorteil es für die Klienten bietet diese Dienstleistung für sich in Anspruch zu nehmen und mit welchen Ansätzen ich arbeiten werde.

Ich möchte meine Zielgruppe in erster Linie an die Menschen richten, die ihre eigene Gesundheit erhalten oder verbessern möchten, insbesondere mit dem Fokus auf die vegane Ernährung.

Ich möchte darüber informieren, wie vorteilhaft eine vegane Ernährung ist. Die Gesundheit und das damit verbundene Wohlbefinden beeinflusst den Klienten. Dazu gehört auch die praktische Unterstützung im täglichen Leben. Dies wird unter anderem durch eine gründliche Analyse des Ernährungsprotokolls erfolgen, um Schwachstellen zu identifizieren und mit dem Klienten neue gesundheitsorientierte Lösungen zu entwickeln.

Der Klient empfindet die bereits vorhandenen ausgeprägten Gewohnheiten als selbstverständlich und entwickelt dadurch neue Gewohnheiten durch Unterdrückung dieser. Der Veränderungsprozess dauert 20–30 Tage, wenn diese Gewohnheiten bewusst gesteuert werden, möglichst keine Störungen vorhanden sind und Freude und Motivation zur Umsetzung vorhanden sind.

Das „SORKC-Modell" ist eine nützliche Methode, um das Verhalten des Klienten zu analysieren, welches ich kurz erläutern möchte:

- **S**timulus
  Das Ziel ist es, das Problem und den Zeitpunkt zu identifizieren, damit es vermieden oder geändert wird.

- **O**rganismus
  Die Motivation entsteht, indem die Erwartungen an eine bestimmte Situation benannt werden.

- **R**eaktion
  Auslösen emotionaler Verhaltensweisen – durch das Einführen bestimmter Rituale bewusst Unterbrechen oder Abschwächen der Reaktionen

- **K**ontingenz
  Wahrnehmen unterschiedlicher Verstärker - Möglichkeiten aus Alternativen bieten

- **K**onsequenz
  Vermeidung von negativem Verhalten - kleine Belohnungen einsetzen

Zusammen mit dem „SORKC-Modell" kann es auch nützlich sein, Notfallpläne zu entwickeln, die bei einem möglichen Stimulus eingreifen.

Um das große Gesamtziel des Klienten zu erreichen, ist es wichtig, die Zielsetzung so präzise wie möglich zu definieren. Die Zusammenführung der "SMART - Formel" und der 5-W-Fragen stellt eine klare Anleitung dar. Diese erläutere ich nachfolgend:

Die fünf W-Fragen:

- Was will der Klient erreichen?
  Klare Formulierung mit einem klaren Ziel.

- Warum will der Klient das Ziel erreichen?
  Verbesserung von Gesundheit / Beweglichkeit / Wohlbefinden / Bewusstsein

- Wie will der Klient dieses Zeil erreichen?
  Umstellung der Ernährung und des Lebensstils durch z.b. mehr Bewegung im Alltag

- Wer ist involviert?
  Ernährungsberater / Arzt / Fitnesstrainer

- Wann will der Klient das Ziel erreicht haben?
  Festes Datum vereinbaren

Die SMART – Formel

- **S**pezifisch - konkret und eindeutig das Ziel benennen

- **M**essbar - genau erkennbar durch Überprüfung mit Messmethoden

- **A**ttraktiv – erstrebenswert / motivierend

- **R**ealistisch – erreichbar / alltagstauglich

- **T**erminiert - verbindlich, fester Zeitpunkt

Mir ist es besonders wichtig, den Klienten immer wieder durch offene Fragen zu betrachten, um seine Wünsche genau zu berücksichtigen.
Ich habe auch das Ziel, dem Klienten beim Einkaufen und der Zubereitung von Rezepten zu helfen, um ihm bei der täglichen Nahrungsaufnahme zu helfen.

2. Rechtliche Möglichkeiten

Der Beruf des Ernährungsberaters ist nicht geschützt. Es ist rechtlich möglich, Ernährungsberatungen auch ohne entsprechende Ausbildung durchzuführen. Es bleibt unklar, ob das spezifische Fachwissen und die Fähigkeit darunter leidet.

Durch den Abschluss des Fernstudiums der C-, B- und A-Lizenzen an der „Academy of Sports" fühle ich mich in meiner Tätigkeit als Ernährungsberater sicher und kann das erworbene fundierte Wissen auch meinen Klienten weitergeben.

Es ist wichtig zu wissen, dass der Ernährungsberater ausschließlich im präventiven Bereich tätig ist. Die Primär-, Sekundär- und Tertiärprävention sind alle Teil dieser Kategorie.

Primärprävention

Sie dient hauptsächlich der Vorbeugung verschiedener Krankheitsbilder und wird daher als Gesundheitsförderung angesehen. In dieser Gruppe befinden sich Personen, die noch nicht diagnostiziert wurden und somit gesund sind.

Da ich in den folgenden beiden Bereichen rechtlich und fachlich schnell an meine Grenzen stoße und den jeweiligen Klienten an entsprechend ausgebildetes Fachpersonal weiterleite, wird die Primärprävention mein Haupttätigkeitsfeld sein.

Sekundärprävention

In diesem Bereich der Früherkennung sind erste Gesundheitsschädigungen vorhanden oder es besteht eine erhöhte Gefährdung, dass diese eintreten können. Hier greift die Sekundärprävention, um das Eintreten der Krankheit zu verhindern, wenn noch kein spezifisches Krankheitsbild diagnostiziert werden konnte.

Tertiärprävention

Es gibt eine Unterscheidung zwischen dem Bereich mit einem aktuellen Krankheitsbild und dem Bereich mit einer überstandenen Erkrankung. In der Tertiärprävention geht es darum, entweder das Fortschreiten der Krankheit zu stoppen oder den Gesundheitszustand wiederherzustellen.

So werden meine Kunden nur gesunde Menschen sein, die sich für ihre Ernährung interessieren und gesundheitsbewusst sind und freiwillig die Ernährungsberatung in Anspruch nehmen.

3. Konkurrenzanalyse

Mein Ernährungsberatungsstudio, das als „Vegane Ernährungsberatung" bekannt ist, soll sich natürlich von meinen Konkurrenten unterscheiden. Meine Untersuchung vergleichbarer bereits vorhandener Angebote zeigt, dass es für mich klare Abgrenzungen geben muss, wenn ich am Markt erfolgreich sein möchte.

Meine Konkurrenten präsentieren sich unterschiedlich, von sachlich bis zu kreativ. Es gibt eine vielfältige Auswahl.

Ich möchte meine Dienstleistungen durch verbesserte Qualifikationen auszeichnen, die durch die Abschlüsse des Ernährungsberaters mit einer C-, B- und A- Lizenz gekennzeichnet sind. Darüber hinaus biete ich meine Dienstleistungen in den Bereichen „Vegane Ernährung", „Foodcoach" und „Richtige Kommunikation für Trainer, Berater und Coaches" an.

Dadurch habe ich die Möglichkeit, tiefer zu gehen und den Klienten individuell zu betreuen, indem ich qualifiziert und mit fundiertem Fachwissen ausgestattet bin.

Eine zusätzliche Trennung von meinen Konkurrenten soll die Möglichkeit bieten, dass ich flexibel erreichbar bin. Dies bedeutet, dass meine Beratungstermine bis in die späten Abendstunden angeboten werden. Ich möchte insbesondere berufstätigen Kunden wie z.B. im Einzelhandel oder im Schichtbetrieb, sowie Eltern von kleinen Kindern, die die Möglichkeit haben, eine Ernährungsberatung zu erhalten.

Außerdem werde ich natürlich auch „Online-Beratungen" in Form von Videokonferenzen anbieten, was passend zur heutigen Zeit ist. Außerdem werde ich Hausbesuche, Überprüfung des Kühlschranks, Begleitung beim Einkaufen und gemeinsames Kochen in meinem Angebot integrieren.

Der Klient steht im Mittelpunkt und ich möchte, dass die Beratung für ihn Spaß macht. Darüber hinaus soll seine familiären und beruflichen Umstände damit harmonieren.

4. Preisgestaltung

Es existiert keine einheitliche Regelung in Deutschland, welche die Kosten für eine professionelle Ernährungsberatung festlegt.

Je nach Art und Dauer der Beratung und den Qualifikationen des Beraters variieren die Kosten stark und unterscheiden sich von Berater zu Berater. In Deutschland beträgt das Honorar für eine Beratungsstunde von 60 Minuten im Durchschnitt 60 - 140 Euro.

Es ist wichtig zu beachten, welche Art von Gesprächen geführt werden und wie lange sie dauern. Das Anamnesegespräch ist das zeitintensivste und daher auch das kostspieligste.

Im Folgenden möchte ich meine Kosten für meine zukünftige Tätigkeit als Ernährungsberater für vegan lebende Menschen vorstellen.

Die Kosten beinhalten sowohl die Vor- als auch die Nachbereitung, wie zum Beispiel die Erfassung von biometrischen Daten und die Analyse des Ernährungsprotokolls.

Alle weiteren zusätzlichen Leistungen sind mit angeführt:

vegane Ernährungsberatung	Dauer	Gesamtpreis
Erstgespräch / Informationsgespräch	20 min	Kostenfrei
Anamnesegespräch	90 min	135,00 €
Kontrollgespräche / Beratungstermine	45 min	67,50 €
Abschlussgespräch	30 min	45,00 €

Zusatzleistungen

Hausbesuch / inkl. Anfahrtspauschale (Einkauf, Kochen etc.) bis 20 km	60-120 min	120,00€ - 240,00€
Über 20 km (einfache Strecke)	pro km	2,00 €
Onlineberatungen	30-120 min	45,00€ - 180,00€

Sonderleistungen

Montag - Freitag im Zeitraum von:	21 - 0 Uhr	zzgl. 25%
Samstag und Sonntag im Zeitraum von:	12 - 18 Uhr	zzgl. 25%
Samstag und Sonntag im Zeitraum von:	18 - 0 Uhr	zzgl. 50%
Feiertag	12 - 0 Uhr	zzgl. 100%

Öffnungszeiten von 12 Uhr bis 0 Uhr

Alle Preise sind inkl. 19% MwSt
Eigene Darstellung

5. Fiktive Beratung von Frau Müller

Frau Müller, 48 Jahre alt, 1,75 m groß und 83 kg schwer, strebt danach ihr Gewicht zu senken und ihre Ernährung auf vegane Weise zu ändern.

Beginnend mit dem Anamnesegespräch füllen wir gemeinsam den Anamnesebogen aus, der keine Auffälligkeiten bei Frau Müller aufweist. Die Labordiagnose meiner Klientin, die sie zuvor bei ihrem Hausarzt gemacht hat, ist ebenfalls unauffällig.

Die Messung ergab, dass das Taillen-Hüft-Verhältnis (Waist-to-Hip-Ratio/WHR) 0,76 beträgt, was bedeutet, dass die Klientin in der Normalgewichtskategorie liegt.
Das Taillen-Körpergrößen-Verhältnis (Waist-to-High-Ratio/WtHR) wird ebenfalls verwendet, wobei die Werte bei Frau Müller ebenfalls im normalen Bereich liegen (0,43).
Entscheidend ist, dass die Fettmenge bei dieser Messung im Taillen- oder Bauchumfang liegt, da sich dort das schädliche Fett befindet.
Der Fettanteil im Hüft- und Oberschenkelbereich hingegen verursacht eher geringfügige bis keine Gesundheitsprobleme.

Ihr BMI beträgt 27,1, was im Vergleich zu ihrem Alter sehr knapp unter der Präadipositas liegt.
Allerdings ist dies nicht besonders beunruhigend, da die Problemzonen von Frau Müller hauptsächlich im Bereich der Hüft-, Oberschenkel- und Oberarme liegen.
Somit stellt dies keine Bedrohung für ihre inneren Organe dar.

Um den Grundumsatz zu berechnen, habe ich die Benedict-Harris-Formel verwendet. Das Ergebnis ist 1541 Kcal pro Tag.

Da Frau Müller in einer Taxizentrale arbeitet, ist ihre Arbeit überwiegend sitzend. In ihrer Freizeit bewegt sie sich kaum. Somit hat sie wenig Bewegung im Alltag. Anhand der folgenden Tabelle lese ich einen PAL-Wert (Physical Activity Level) ab von 1,4. Damit komme ich zu der Erkenntnis, dass Frau Müller 1800 kcal am Tag zur Verfügung stehen.

Alter	Richtwerte für die Energiezufuhr in kcal/Tag					
	PAL-Wert 1,4		PAL-Wert 1,6		PAL-Wert 1,8	
	m	w	m	w	m	w
Kinder und Jugendliche						
1 bis unter 4 Jahre	1200	1100	1300	1200	—	—
4 bis unter 7 Jahre	1400	1300	1600	1500	1800	1700
7 bis unter 10 Jahre	1700	1500	1900	1800	2100	2000
10 bis unter 13 Jahre	1900	1700	2200	2000	2400	2200
13 bis unter 15 Jahre	2300	1900	2600	2200	2900	2500
15 bis unter 19 Jahre	2600	2000	3000	2300	3400	2600
Erwachsene						
19 bis unter 25 Jahre	2400	1900	2800	2200	3100	2500
25 bis unter 51 Jahre	2300	1800	2700	2100	3000	2400
51 bis unter 65 Jahre	2200	1700	2500	2000	2800	2200
65 Jahre und älter	2100	1700	2500	1900	2800	2100

Schwangere: Richtwerte für die zusätzliche Energiezufuhr für Schwangere im 2. Trimester +250 kcal/Tag und im 3. Trimester +500 kcal/Tag. Diese Angaben gelten nur bei Normalgewicht vor der Schwangerschaft, bei einer wünschenswerten Gewichtsentwicklung während der Schwangerschaft (Körpergewichtszunahme von 12 kg bis Ende der Schwangerschaft) und bei unverminderter körperlicher Aktivität.
Stillende: Richtwert für die zusätzliche Energiezufuhr für Stillende bei ausschließlichem Stillen während der ersten 4 bis 6 Monate +500 kcal/Tag.

(Abbildung 1 www.dge.de/wissenschaft/referenzwerte/energie/)

Ich bitte sie ein Ernährungsprotokoll über sieben Tage zu führen. Damit ich mir einen Überblick über die Ernährungsgewohnheiten und die Nährstoffaufnahme meiner Klientin zu verschaffen. Wichtig ist für mich, dass jeder Tag der Woche beleuchtet wird, um den Unterschied zwischen der Woche und dem Wochenende zu erfahren. Dieses Protokoll wird von mir ausgewertet und dann mit ihr besprochen.

Sie isst in der Regel am Abend ihre Hauptmahlzeit. Es gibt belegte Brote und etwas Obst zum Frühstück und Mittagessen. Am Abend isst sie gerne ein paar Snacks wie Eis, Joghurt oder Schokolade als Zwischenmahlzeit.

Es wird angegeben, dass die Flüssigkeitsmenge über den Tag konstant mit etwa 2 Litern ungesüßtem Kräuter- und Früchtetee, stillem Wasser und einer Tasse Kaffee verteilt wird.

Ihre Kohlenhydrataufnahme liegt im Durchschnitt über dem empfohlenen Bereich bei 63 %. Ihre Eiweißaufnahme beträgt 12 %, was unter dem Normbereich liegt. Und ihre Fettaufnahme beträgt 25 %, was ebenfalls knapp unter dem Normbereich liegt.

Die DGE (Deutsche Gesellschaft für Ernährung) schlägt vor, dass das Nährstoffverhältnis idealerweise 55 % Kohlenhydrate, 30 % Fett und 15 % Eiweiß beträgt.

Laut Ernährungsprotokoll beträgt der aktuelle IST-Wert meiner Klientin 2784 kcal pro Tag.

Damit nimmt Frau Müller 984 kcal pro Tag zu viel Energie auf.
Um eine sinnvolle Gewichtsabnahme zu erzielen, ist es notwendig, einen Unterschied zwischen 500 bis 1000 Kalorien im Vergleich zum IST-Energiebedarf zu haben. Infolgedessen empfehle ich meiner Klientin eine kalorienreduzierte Ernährung, die sich an den individuellen Bedürfnissen orientiert.

Ihr Hauptziel ist es, innerhalb von vier Monaten acht Kilogramm Körpergewicht zu verlieren, indem sie sich auf die oben genannten kritischen Körperzonen konzentriert, mehr Bewegung im täglichen Leben und in der Freizeit einführt und schrittweise ihre Ernährung auf vegane Ernährung umstellt.

Ich arbeite mit ihr zusammen, um die Zwischenziele zu erreichen, die sich über einen Zeitraum von vier Monaten erstrecken werden.

Einmal im Monat haben wir ein Beratungsgespräch.

Meiner Klientin wird zu jedem Termin ein erneutes Ernährungsprotokoll ausgehändigt und von mir ausgewertet.
Bei unseren Terminen kann ich sehen, ob die aktuellen Maßnahmen erfolgreich umgesetzt werden oder ob es Probleme gibt.

Ich strebe immer nach neuen Quellen der Motivation und es besteht die Möglichkeit, zusätzliche Ziele in den täglichen Ablauf zu integrieren. Es ist wichtig, dass diese Ziele nicht zu einfach oder zu anspruchsvoll sind, damit meine Klientin sie realistisch umsetzen kann und die Motivation aufrecht erhalten bleibt.

Es wird immer eine verbindliche Planung der Maßnahmen vorgenommen, natürlich unter Einbeziehung und Abstimmung meiner Klientin. Dies bringt uns kontinuierlich an unser Hauptziel heran.

Hier ist ein kleiner Teil der Ziele, die wir gemeinsam über den gesamten Zeitraum der Ernährungsberatung mit Frau Müller entwickelt haben:

- 2 kg Körpergewicht pro Monat abnehmen

- zwei Mal die Woche ein veganes Abendessen zubereiten (bewusster Verzicht auf tierische Produkte)

- bei Heißhunger auf Süßes die Menge halbieren und / oder durch Alternativprodukte (Obst, Gemüse, Nüsse) ersetzen

- beim Zubereiten von Speisen auf Raps- und Olivenöl umsteigen

- Vollkornprodukte konsumieren

- Mit dem Fahrrad zur Arbeit fahren

- Treppe anstatt den Fahrstuhl benutzen

- Schrittmenge auf mindestens 4000 am Tag erhöhen und ebenfalls das Schritttempo langsam steigern

- Hülsenfrüchte im Speiseplan regelmäßig einbauen

- Mindestens 30g Ballaststoffe verzehren

- alternativen Brotbelag und Pflanzenmilchprodukte probieren

- Vitamin- und Mineralstoffwerte überprüfen lassen

- Wissen über die vegane Ernährung aneignen

Abschließend zu dieser kurzen Übersicht möchte ich noch darauf hinweisen, dass bei einer Umstellung auf eine reine vegane Ernährung besonderes Augenmerk auf Vitamin B12, Vitamin B2, Vitamin D3, Eisen, Zink, Kalzium, Jod, Selen, Protein und Omega-3-Fettsäuren gelegt werden sollte, um Mangelerscheinungen zu vermeiden.

6. Qualitätssicherung und Maßnahmen

Eine Qualitätssicherung in der Ernährungsberatung ist unverzichtbar.

Teilbereiche der Qualitätssicherung sind:

1. Qualifikation

2. Geregelte, kontinuierliche und dokumentierte Fortbildung

3. Fachwissenschaftliche / Fachliche Standards

4. Beratungsmethodische und / oder pädagogische Standards

5. Prozessorientierte Standards

6. Dokumentation und Evaluation

7. Ausschluss von Produktwerbung und / oder Kopplung an einen Produktverkauf bzw. Handel oder Vertrieb von Produkten

Es ist wichtig, dass die Anforderungen des Klienten an die Dienstleistungen des Ernährungsberaters stets erfüllt werden. Ich habe hier die wichtigsten Punkte zusammengefasst:

- kundenfreundliche und kundengerechte Beratung

- Verknüpfung des theoretischen Wissens mit praktischer Umsetzung

- authentisches Auftreten des Beraters

- Lösungsvorschläge praktikabel, nahtlos und langfristig in den Alltag des Klienten integrieren

- leistungsgerecht und wirtschaftlich ausgewogen

Ich teile diese Anforderungen in drei Stufen auf, um eine bessere Übersicht zu erhalten.

1. Strukturqualität

   Es geht darum, wie und wo die Beratung durchgeführt wird, insbesondere im Bezug auf die räumliche Ausstattung.
   Außerdem bezüglich der Struktur und des Verlaufs der Beratung.
   Es werden regelmäßige Schulungen und Qualitätssicherungsmaßnahmen angeboten, sowie der freiwillige Eintritt in Netzwerke.

2. Prozessqualität

   Hauptsächlich spiegelt dies den Inhalt wider.

   Die „Wie"-Fragen haben hier eine große Bedeutung:

   - Wie findet die Anamnese statt?
   - Wie wird die Beratung angeboten?
   - Wie wird die Dokumentation durchgeführt?

   Die Körpersprache, die Art und Weise, wie man sich verhält und sich ausdrückt, sind sehr wichtig.

3. Ergebnisqualität

   Diese bezieht sich auf die endgültigen Ergebnisse der Beratung.
   Kann der Klient erfolgreich beraten werden?
   Wie steht es um die „Therapietreue"? Wurden die Ratschläge befolgt und in der Zukunft umgesetzt?

   Die Zufriedenheit des Kunden ist das wichtigste Merkmal einer optimalen Ernährungsberatung mit Abschluss.

   Es ist möglich, eine Vielzahl von Maßnahmen zur Optimierung des Angebots zu integrieren.
   Es gibt Informationsveranstaltungen, bei denen man auch das Gefühl einer Gruppenberatung ausprobieren kann. Sowohl für den Berater als auch für den zukünftigen Klienten besteht die Möglichkeit einer Einzelberatung, je nach Persönlichkeitstyp.

Ein Vorteil dieser Events und Workshops besteht darin, dass man durch sie die Möglichkeit hat, direkt mit seinen Zielgruppen in Kontakt zu treten.

Gleiches gilt für Seminare. Allerdings sollten die Ziele und der Veranstaltungsort zusammenhängen.

Immer häufiger wird auch die Frage nach dem Einkaufen berücksichtigt. Indem der Kunde beispielsweise lernt, die Zutatenliste bewusst zu lesen und die Nährwertinformationen zu verstehen, wird er sicherer beim Einkaufen.

Als Erstes wird der Kühlschrank des Kunden zu Hause überprüft, bevor der Kunde mit neuem Wissen im Supermarkt gesündere Produkte kauft.

Kochkurse sind ein einfaches und nützliches Werkzeug, wenn es um die richtige Zubereitung von Lebensmitteln geht. Zusätzlich ist es möglich, Informationen über die richtige Lagerung sowie über Mindesthaltbarkeitsdaten und Verbrauchszeiträume zu vermitteln.

Es besteht auch die Möglichkeit, dem Klienten gemeinsames Kochen in einem vertrauten privaten Umfeld anzubieten, wenn dies von ihm gewünscht und nützlich ist.

Außerdem ist es möglich, seine potenziellen Kunden über Informationsportale wie Zeitschriften, Radio, Fernsehen, Foren, Blogs oder verschiedene Websites anzusprechen.

Als Interviewpartner oder Autor hat man die Chance, Ernährungs- und Gesundheitsaufklärung zu betreiben und gewinnt dadurch Anerkennung für seinen Namen und seine Arbeit als Ernährungsberater.

Es ist wichtig, regelmäßige Schulungen und Fortbildungen zu berücksichtigen.

Es zeigt sich, dass es von großem Vorteil ist, sich auf sein persönliches Spezialgebiet zu konzentrieren. Auf diese Weise können die Standards hoch gehalten werden und die Qualität in diesem Bereich kontinuierlich verbessert werden. Diese Berufsgruppe wird immer auf neue Erkenntnisse und kontinuierliche Weiterentwicklung in der Ernährungswissenschaft angewiesen sein.

7. Checklisten und Dokumente

Ich habe die wichtigsten Dokumente und Materialien für mein geplantes Geschäftsmodell in der Anlage beigefügt.

Nachfolgend die Auflistung mit Beschreibung:

1. Beratungsvertrag

   Die Absicherung beider Parteien wird durch den Beratungsvertrag gewährleistet, der als Dienstvertrag gilt. Der Klient beabsichtigt, die Beratungsleistungen des Beraters zu nutzen und verpflichtet sich, die vereinbarte Vergütung zu zahlen.

2. Anamnesebogen

   Der Berater erhält in dem Anamnesebogen einen detaillierten Überblick über die gesundheitliche Verfassung und den Lebensstil des Klienten.

3. Ernährungsprotokoll

   Im Idealfall wird der Klient das Ernährungsprotokoll innerhalb von vier bis sieben Tagen mit bestem Wissen und Gewissen ausfüllen, was dem Berater Aufschluss über dessen Essgewohnheiten und die Nährstoffaufnahme gibt.

4. Bristoltabelle

   Im Anamnesegespräch wird dem Klienten die einlaminierte Bristoltabelle zur Veranschaulichung überlassen, damit er die für ihn in Frage kommende Stelle ankreuzt, wenn er nach der Stuhlfrequentierung und Stuhlkonsistenz fragt.

5. Lebensmittelpyramide

   Die dreidimensionale DGE-Lebensmittelpyramide hilft Ernährungsberatern, den Klienten die Grundsätze einer vollwertigen Ernährung zu vermitteln.

6. Diagramm zur Gewichtskontrolle

   Der Klient kann dieses Diagramm nutzen, um seinen Gewichtsverlust visuell darzustellen, indem er jeden Tag ein Kreuzchen setzt.
   Es besteht auch die Möglichkeit, dieses Diagramm zu den Beratungsterminen zusammen auszufüllen.

8. Literaturverzeichnis

www.dge.de/wissenschaft/referenzwerte/energie/

Academy of Sports, Lehrscript „Grundlagen der Ernährung"

Academy of Sports, Lehrscript „Ernährungsphysiologische Vertiefung"

Academy of Sports, Lehrscript „Diätik"

Academy of Sports, Lehrscript „Ernährungsberatung"

Academy of Sports, Lehrscript „Vertiefende Ernährungsberatung"

Academy of Sports, Live - Online - Seminar „Adressengerechte Ernährungsberatung"

Academy of Sports, Live - Online - Seminar „Kommunikation in der Ernährungsberatung

9. Abbildungsverzeichnis

Abbildung 1 (Seite 6) eigene Darstellung

Abbildung 2 (Seite 8) www.dge.de/wissenschaft/referenzwerte/energie/